EAUX MINÉRALES

DE TRÉBAS

Arrondissement d'Albi, Canton de Valence (Tarn).

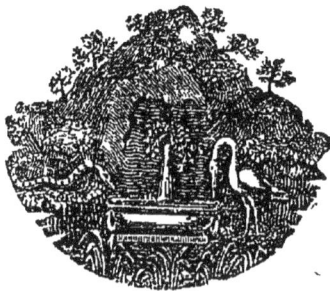

ALBI,

IMPRIMERIE DE S. RODIÈRE,

1850.

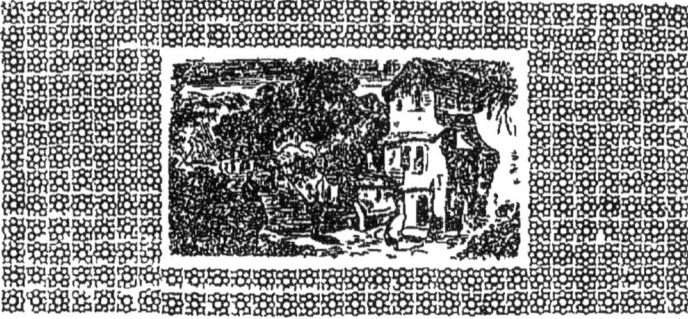

Eaux Minérales

DE TRÉBAS,

Arrondissement d'Albi, Canton de Valence.

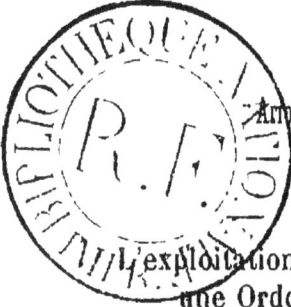

L'exploitation de cette Source a été autorisée par une Ordonnance royale du 27 avril 1835.

PROSPECTUS.

Parmi les merveilles de la création, les Eaux minérales occupent un rang distingué. En effet, peut-on considérer ces immenses laboratoires souterrains, où se font

1850

ces étonnants composés chimiques que l'art cherche à imiter, mais qu'il ne saurait jamais égaler, sans s'écrier avec enthousiasme : O que les secrets de la nature sont admirables !

TRÉBAS est un de ces lieux privilégiés que la Providence a doté d'une de ces sources bienfaisantes. Les vertus spécifiques de ses Eaux dans un tres-grand nombre de maladies sont aujourd'hui reconnues, et les nombreuses guérisons qu'elles ont opérées leur font occuper les premiers rangs parmi les Eaux minérales les plus célèbres ; nous ne craignons même pas d'avancer qu'elles n'ont pas de rivales dans les cas nombreux où elles agissent d'une manière spécifique. Nous prouverons ces vérités par quelques observations que nous exposerons brièvement et que nous avons recueillies parmi les malades qui sont allés, en grand nombre, puiser la santé dans la piscine salutaire des Eaux minérales de Trébas, pendant la saison de 1849, sous notre inspection. Mais avant nous donnerons le résultat de l'analyse qui en a été faite par feu M. Limouzin-Lamothe, pharmacien, à Albi, correspondant de l'Académie nationale de médecine et membre de plusieurs sociétés savantes :

Dix litres d'Eau minérale de Trébas ont donné par l'analyse chimique le résultat suivant :

1° Gaz hydrogène sulfuré, quantité non déterminée, mais fortement caractérisée par une odeur assez intense et ses effets sur les réactifs,

2° Gaz acide-carbonique libre, un peu plus d'un tiers du volume de l'eau,

3° Carbonate de chaux........	2 gr.	50 c.
4° Cabonate de fer..........	1	10
5° Hydro-chlorate de soude...	4	40
6° Hydro-chlorate de chaux..	0	60
7° Sulfate d'alumine........	0	40
8° Sulfate de magnésie.......	0	25

Ainsi, il est facile de reconnaître, par leurs nombreux principes constitutifs, que les Eaux minérales de Trébas sont à la fois sulfureuses, gazeuses acidules, ferrugineuses et salines, c'est à ces diverses combinaisons médicamenteuses qu'elles doivent l'heureux avantage de guérir plusieurs maladies de nature différente ; ces propriétés ressortiront encore d'une manière plus évidente des observations que nous allons esquisser :

1re Observation.

Mme de B..., âgée de 25 ans, d'une constitution très-délicate, éprouve, depuis une couche laborieuse qu'elle a eue depuis environ deux ans, une douleur au bas-ventre, qui résiste aux moyens ordinaires. Un examen aprofondi, fait constater l'existence d'une irritation chronique dans l'intérieur de la matrice : elle est encore soumise, sans effet, à un traitement long et pénible. Enfin, en désespoir de cause, la malade se rend à Trébas. Eh bien, 25 Bains pris à une douce température suffisent pour rendre à cette dame une santé qu'aucun médicament n'avait pu rétablir. Un an après, elle redevient mère sans aucun accident.

2me Observation.

M. P..., du canton de Villefranche, âgé d'environ 70 ans, ressent une forte douleur à un talon ; il s'y forme vers le milieu un corps de nature fibreuse que nous cherchons à détruire au moyen des caustiques et que nous arrachons peu à peu avec de petites pinces ; il en résulte une petite plaie de forme fistuleuse et profonde d'où il coule du pus ; ces désordres sont compliqués d'un œdème de la jambe, assez considérable pour donner de la sollicitude au malade et à ses parents. Voyant que la guérison se fait attendre, nous conseillons les Bains des Eaux minérales de Trébas. Après 20 jours d'usage, M. P... rentre chez lui en bonne santé, laquelle ne s'est pas du tout démentie.

3me *Observation.*

Durand Jean-Auguste, de Réquista (Aveyron), âgé d'environ 60 ans, arrive à Trébas appuyé sur des béquilles, éprouvant des douleurs atroces vers l'articulation ischio-fémorale droite ; il a une difformité au genou gauche provenant du déplacement du tibia et du péroné, par suite de douleurs rhumatismales ; ajoutez à ces désordres une incontinence d'urine continue, et vous aurez la mesure des infirmités de ce malade. Pouvions-nous espérer une guérison? Non, sans doute ; mais, ô heureuse surprise ! Durand a déposé ses béquilles, la vessie a repris ses fonctions normales et l'incontinence

des urines a cessé par le seul usage des Eaux
minérales de Trébas.

4me *Observation.*

Rose Pujol, de Pommardelles, âgée d'une
quarantaine d'années, est en proie à bien des
souffrances, dont la principale cause vient de
son tempérament nerveux. Elle est atteinte d'une
gastralgie intense, compliquée de trismus et
d'otalgie. Les Eaux minérales de Trébas à l'u-
sage desquelles elle a été soumise ont concouru
à améliorer sa position. Elle aurait probable-
ment obtenu une guérison complète, si elle les
eût continuées plus longtemps.

5me *Observation.*

Bouysset, de Viane, canton de Lacaune
(Tarn), offre à notre consultation un ulcère
variqueux à la partie moyenne de sa jambe gauche; les alentours sont violacés. Cette affection
date de plusieurs années et a pour cause la
répercussion d'un exanthème galeux. Il est allé
pendant deux années consécutives aux bains
d'Avène, sans en retirer la moindre amélioration. Il se rend à Trébas où il est soumis à

l'usage de ses Eaux minérales : 28 jours de traitement suffisent pour la guérison.

6ᵐᵉ *Observation.*

DAIGNÉ, de la Bastide-Gábausse, est atteint d'une affection de même nature que la précédente : même résultat obtenu par l'usage des Eaux minérales de Trébas.

7ᵐᵉ *Observation.*

Le nommé ENJALBERT, de la Peyrade, près Roquecésière, canton de St-Sernin (Aveyron), quoique doué d'un tempérament très-fort , est affecté à la jambe droite, depuis environ dix ans, d'une ulcère très-étendu et d'une couleur blafarde; la jambe est engorgée et rougeâtre. Cet accident lui est survenu, nous a-t-il dit, à la suite de l'application au bras d'un emplâtre qu'on lui apporta de Castres, pour se guérir d'une dartre. Il est soumis à l'usage de l'Eau minérale de Trébas en Bains, boisson et douches. Ce traitement lui a été si efficace, qu'en peu de jours je remarquai sur sa plaie la formation de bourgeons charnus de bonne nature qui furent bientôt recouverts par

la peau : la cicatrisation fut complète dans.
moins de trente jours.

8me *Observation.*

Jean CATHALA, de Rosières, a depuis plusieurs,
années une plaie à la jambe gauche, il cherche à s'en débarrasser par des moyens empiriques ; il y réussit, mais il s'opère presqu'immédiatement une métastase sur la jambe droite
où il se déclare une irruption de petits bou-
tons rougeâtres avec prurit et douleur intense.
Il trouve dans l'usage interne et externe des
Eaux minérales de Trébas un soulagement à son.
mal, aussi prompt que complet.

9me *Observation.*

MASSOL François, de Frayssines, canton de
Réquista, est guéri en 1848, par l'usage des
Eaux minérales de Trébas, d'un ulcère ancien
à l'une de ses jambes ; mais il reste de cette
première affection une rougeur violacée avec
exostose de la partie inférieure du tibia et du
péroné de cette même jambe ; il revient à Trébas pour compléter sa guérison, il n'est par
frustré dans son attente, puisqu'il s'en re-

vient chez lui entièrement delivré de son infirmité.

10ᵐᵉ *Observation.*

ALAUZET, de la Batisou, canton de St-Rome-
du-Tarn, souffre depuis longtemps d'une affection dartreuse, compliquée d'un ulcère variqueux aux jambes; il a employé pour en guérir
tout ce que l'art et l'empirisme ont pu lui
conseiller, mais en vain : il n'a trouvé du soulagement à ses maux que dans l'usage des Eaux
minérales de Trébas.

11ᵐᵉ *Observation.*

GIRARD, de Durenque, canton de Réquista,
se présente à nous avec un ulcère atonique
fort étendu survenu à la partie inférieure de
la jambe gauche à la suite d'une fièvre tiphoïde
dont il a été atteint; ne pouvant se délivrer
de son reste de maladie, il lui vient dans l'idée
d'essayer des Eaux minérales de Trébas. Il en
obtient un si heureux résultat qu'en peu de
temps il est entièrement délivré de ses infirmités.

12me *Observation.*

Le sieur B..., de Montredon, éprouve tous
les hivers un prurit très-génant sur plusieurs
parties de son corps. Ce dérangement est ac-
compagné de dépilation par plaques à la tête
et au menton ; il n'éprouve d'ailleurs pas d'autre
lésion fonctionnelle. Cependant son affection
lui donne beaucoup de sollicitude. Il se rend
à Trébas et il a la douce satisfaction de trou-
ver, dans l'usagé de ses Eaux minérales qu'il
prend en boissons et en Bains, un soulagement indicible à son infirmité.

13me *Observation.*

Puech, de Gouayrac, souffre beaucoup d'une
douleur sciatique ; il emploie pour s'en délivrer
une infinité de remèdes, sans en retirer le
moindre soulagement. Il se rend à Trébas où
il prend une vingtaine de Bains et boit abon-
damment de l'Eau minérale ; il éprouve une
diaphorèse très-abondante et il se voit immédiatement délivré de ses douleurs.

14me *Observation.*

Louis Vincent, de Calusse, est affecté d'une

éruption hérpétique au dos, qui a résisté à un traitement très-énergique qui lui avait été conseillé par son médecin. Eh bien, vingt Bains pris à l'établissement de Trébas ont suffi pour le guérir radicalement.

15me *Observation.*

PRADEL, maçon, à Villefranche-du-Tarn, est atteint d'une dartre pustuleuse avec ulcération de la partie antérieure et supérieure d'une de ses jambes; il est obligé de suspendre ses travaux pour se livrer aux soins de sa santé; elle s'améliore par l'emploi d'un traitement actif auquel il est soumis; mais nous obtenons une guérison radicale de l'usage des Eaux minérales de Trébas prises en Bains et en boisson.

16me *Observation.*

FABRE, de la Sigaudié, commune de Villefranche, âgé d'environ 25 ans, est depuis longues années péniblement incommodé d'ulcères scrophuleux occupant l'une et l'autre parotide; il a employé pour s'en délivrer pommades et onguents escortés de toute la série des antidotes conseillés en pareil cas, tant par les empiriques que par les matrones du village : nulle amélioration sans contredit. Nous l'envoyons faire usage des Eaux minérales de Trébas : trois semaines ont suffi pour procurer à Fabre une guérison durable.

17me *Observation.*

M. P..., de Castres, ecclésiastique, est affecté de surdité, provenant d'un métastase rhumatique : c'est une infirmité fort génante pour un ecclésiastique qui exerce son ministère, aussi rien ne lui coûte afin de se procurer le moyen de se guérir. Un médecin très-recommandable lui conseille l'usage des Eaux minérales de Trébas, employées en injections dans l'oreille et en Bains. Cette prescription est ponctuellement exécutée au grand avantage du malade.

18me *Observation.*

Anne CARLES, de la commune de Brassac, souffre depuis longtemps de douleurs rhumatismales articulaires et dorsales très-intenses ; elles deviennent plus fortes pendant les saisons humides. Aucun des moyens employés en pareil cas, et ils sont ordinairement nombreux, ne

lui procurent aucun soulagement. Les Bains seuls
de Trébas que la malade a pris pendant plusieurs
semaines ont eu le privilége de la délivrer de
ses souffrances.

19ᵐᵉ *Observation.*

M. APERT, architecte du département du Tarn,
encore à la vigueur de l'âge, est souffrant de
douleurs rhumatico-goutteuses, ses jambes sont
gorgées; il ne peut marcher qu'à grand' peine
et même qu'à l'aide d'un appui solide. En vain
il se rend dans des établissements renommés
par les vertus de leurs Eaux minérales; il ne
trouve d'amendement à ses souffrances que dans
l'usage des Bains de Trébas.

20ᵐᵉ *Observation.*

GUIRAUD Jean-Louis est depuis quelque temps
à l'hospice d'Albi, perclus de ses jambes à
cause d'un rhumatisme articulaire qui le fait
énormément souffrir. Il est soumis, sans succès,
à un traitement savamment combiné par le docteur Compayré qui était alors le médecin de
cet établissement. Fatigué de le voir souffrant
il est envoyé, en désespoir de cause, prendre

les Bains des Eaux minérales de Trébas. Au bout d'un mois de leur usage, le malade jette ses crosses et rentre à Albi parfaitement guéri, à la grande surprise de ceux qui l'avaient vu partir.

Quoique je n'eusse le projet, en commençant ce petit travail, que de donner un petit nombre d'observations pour convaincre le public de l'efficacité des Eaux minérales de Trébas dans un grand nombre de maladies, je ne puis me dispenser de donner encore celle que nous a offert Mlle R. de la ville d'Albi, à cause des instructions qu'on peut en retirer.

21me *Observation.*

La demoiselle dont il est question est d'un âge peu avancé et paraît douée d'un fort tempéramment ; cependant elle est affectée d'une gastralgie qui la fait beaucoup souffrir. Elle ne peut ingérer dans son estomac le moindre aliment solide sans le revomir immédiatement; les liquides, pour la plupart, ont le même sort que les solides, et malgré la fréquence de ses vomissements elle conserve encore son embon-

point qui còntraste avec sa position. En vain,
elle a été soumise à des traitements qui sem-
blaient devoir rétablir la santé de cette intéres-
sante malade : elle est envoyée à Trébas où
elle prend les Bains de ses Eaux minérales à
une douce température ; peu à peu la tolérance
des aliments s'effectue, et après un mois de
séjour à Trébas, Mademoiselle rentre chez elle
dans un état satisfaisant.

Nous ne taririons pas si nous voulions
rapporter toutes les guérisons qu'ont opérées
les Eaux minérales de Trébas ; mais ne vou-
lant pas dépasser les bornes que nous nous
sommes prescrites, nous nous restreignons
au petit nombre d'observations que nous
donnons, persuadé comme nous le sommes
qu'elles sont plus que suffisantes pour mettre
en relief l'efficacité des Eaux minérales de
Trébas, dans une infinité de maladies.

Nous pourrions joindre à l'appui de nos
observations toutes celles de nos estimables
confrères, tant de la ville d'Albi que d'ailleurs, qui ont envoyé des malades à Trébas;
elles serviraient, s'il était nécessaire, à cor-

roborer le jugement que nous portons sur l'efficacité de ses Eaux minérales.

Nous nous bornerons, afin de ne pas nous écarter de notre résolution, à rapporter mot à mot le certificat que nous a transmis M. le docteur Seguin fils, médecin des prisons d'Albi, qui est tout-à-fait dans le sens de nos opinions, touchant les propriétés des Eaux minérales de Trébas.

« Je soussigné, certifie avoir envoyé depuis
» plusieurs années aux Eaux de Trébas un
» bon nombre de malades atteints pour la
» plupart d'affections cutanées, chloroses,
» rhumatismes chroniques, schrophules, gas-
» trites chroniques, dyspepsies, et que généra-
» lement l'usage de ces Eaux, soit en bains,
» soit à l'intérieur, a procuré la guérison, ou
» du moins produit une très-notable amélioration
» dans la santé de ces malades. J'ajouterai que
» quelques-uns des individus atteints de ma-
» ladies à la peau ayant parcouru leur pé-
» riode d'accuité, ont retiré un bien plus grand
» avantage de ces Eaux que de celles des
» Pyrénées où ils s'étaient rendus quelquefois

» pendant deux ou trois années de suite : ainsi,
» je vois assez fréquemment un malade, étran-
» ger à la ville d'Albi, atteint depuis plusieurs
» années d'un psoriasis des plus opiniâtres et
» qui a successivement fréquenté Luchon, Ax,
» Cransac, Sylvanès, Avesne, m'avouer avoir
» trouvé le soulagement le plus considérable
» à Trébas. Je pourrais en dire autant de
» quelques autres. Ces Eaux m'ont paru con-
» venir d'une manière toute particulière dans
» toutes les affections chroniques, reconnaissant
» pour cause un principe lymphatico-dartreux
» ou rhumatoïde. Elles sont essentiellement
» contraires aux personnes irritables ou at-
» teintes de phlegmasies aiguës, à moins d'ap-
» porter une excessive prudence dans leur ad-
» ministration.

    « Albi, le 27 mai 1850. H. SEGUIN. »

On le voit et l'observation le constate que
les Eaux minérales de Trébas ont des propriétés multiples qui les distinguent de celles
des établissements les plus renommés : elles
sont excitantes, sudorifiques et diurétiques,
ce qui les rend propres, comme nous l'avons
déjà fait remarquer, à guérir une pluralité de

maladies qui diffèrent par leur nature. La
température de ces Eaux contribue aussi
beaucoup à leur efficacité ; ainsi il n'est pas
indifférent de les prescrire à une température
plus ou moins élevée, selon l'idiosyncrasie
des sujets et le caractère de l'affection que
l'on a à combattre ; car elles sont d'autant
plus excitantes qu'elles sont à un degré de
réfrigération plus bas et *vice versa*, soit
qu'elles soient administrées en bains, soit
qu'elles soient prises intérieurement. De
l'observation de ces règles dépend souvent
leur succès.

D'après ce que nous en avons dit, il se-
rait inutile d'énumérer le nombre d'affections
qui peuvent être combattues avantageusement
par les Eaux minérales de Trébas ; aussi
nous contenterons-nous d'en donner un
court résumé : et d'abord toutes les maladies
de la peau ; c'est dans cette variété d'affections que les Eaux de Trébas agissent spé-
cifiquement ; ainsi les exanthèmes de quelque nature qu'ils soient, comme dartres,
psoriasis, gales répercutées, pétéchies,

pustules, etc., compliquées d'ulcères ou non, trouveront dans ces Eaux un remède spécifique. Les affections chroniques, telles que les rhumatismes, les douleurs consécutives des fractures et des luxations, les entorses ou foulures, toutes celles qui reconnaissent pour cause principale l'atonie des organes ou de tout autre vice des solides ou des liquides, comme les scrophules, les œdèmes idiopathiques des membres, la chlorose, les catharres anciens, les leuchorrées, les gastralgies, les consomptions des femmes à suite d'un trop long allaitement, et généralement toutes les maladies provenant de l'inertie des organes digestifs et des viscères circonvoisins ou des propriétés vitales de la peau trouveront dans l'emploi des Eaux de Trébas un remède des plus efficaces.

Le climat de Trébas seconde singulièrement l'action efficace de ses Eaux. Il est situé au midi, sur le penchant d'un riant côteau planté de vignes et de fruitiers de toute espèce, et longé par le superbe rivage du Tarn qui offre aux habitants et aux étrangers qui s'y rendent une promenade délicieuse. Nonobstant ces agréments, on trouvera à Trébas toutes les ressources nécessaires au besoins des baigneurs.

M. Cluzel, un des principaux propriétaires de l'établissement dont il est le régisseur, a disposé des appartements très-propres et très-appropriés aux personnes qui désireront loger chez lui ; on y trouvera aussi un confortable excellent.

Voilà un bien imparfait aperçu que nous donnons sur l'efficacité des Eaux minérales de Trébas ; mais je n'ai aspiré en l'entreprenant qu'à l'avantage d'être utile à l'humanité souffrante et agréable aux propriétaires des bains, dont l'entreprise est pleine de philantropie. J'aurai atteint mon but si j'ai ajouté quelque rayon de lumière sur leurs précieuses vertus que mon prédécesseur a si bien élucidées, et contribué au soulagement des malades.

LAFON,
Médecin-Inspecteur des Eaux.

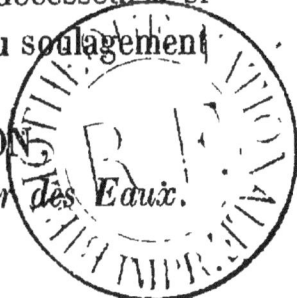

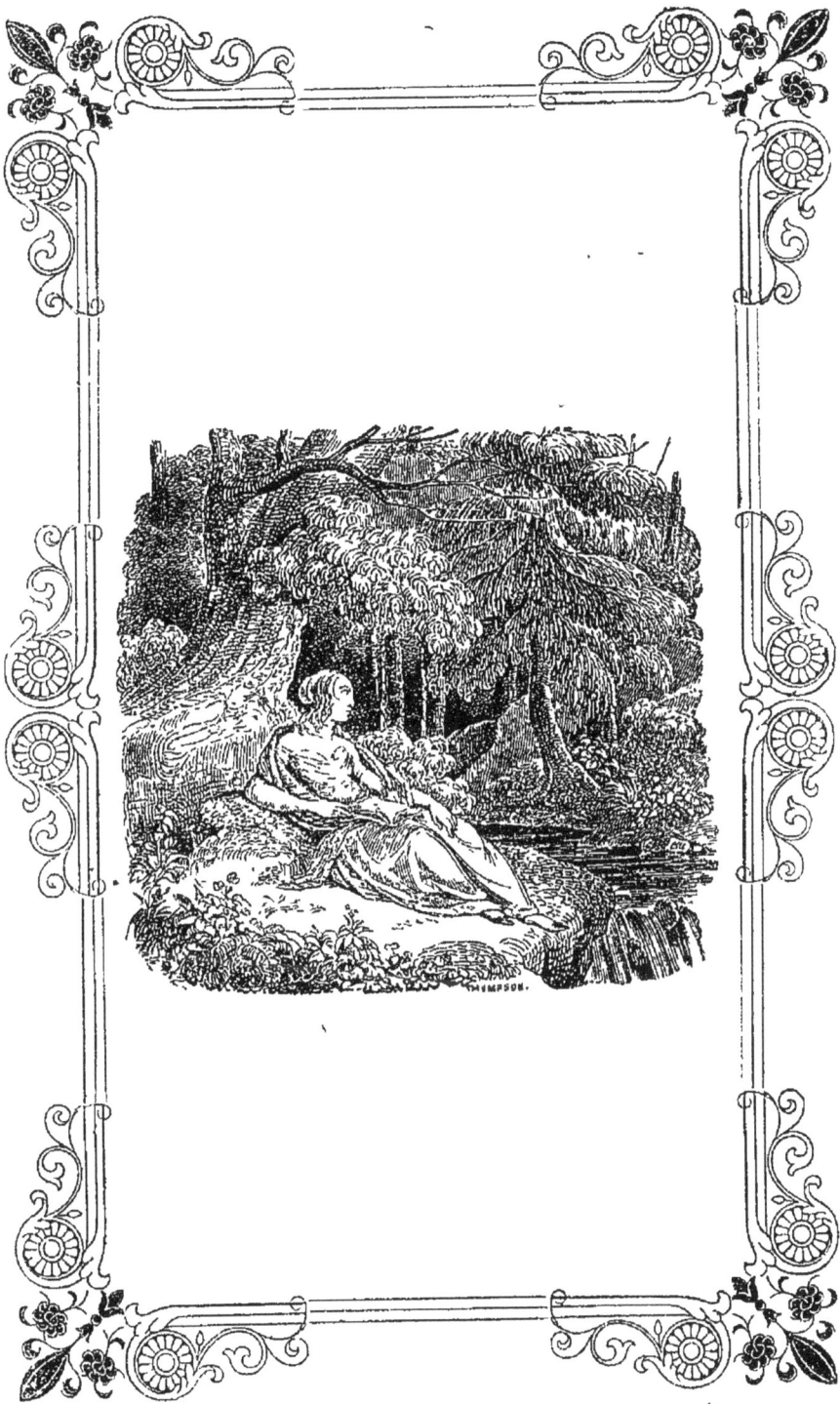

THOMPSON.